ÉTUDE

EXPÉRIMENTALE ET CLINIQUE

SUR

L'ABSINTHISME ET L'ALCOOLISME

PAR

Le Dr Th.-Ch. CHALLAND

Docteur en médecine de la Faculté de Paris,
Interne provisoire en médecine et en chirurgie des hôpitaux de Paris,
Médaille de bronze de l'Assistance publique,
Membre correspondant de la Société anatomique.

PARIS
ADRIEN DELAHAYE, LIBRAIRE-ÉDITEUR
PLACE DE L'ÉCOLE-DE-MÉDECINE

1871

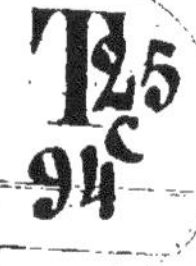

ÉTUDE

EXPÉRIMENTALE ET CLINIQUE

SUR

L'ABSINTHISME ET L'ALCOOLISME

PAR

Le Dr Th.-Ch. CHALLAND

Docteur en médecine de la Faculté de Paris,
Interne provisoire en médecine et en chirurgie des hôpitaux de Paris,
Médaille de bronze de l'Assistance publique,
Membre correspondant de la Société anatomique.

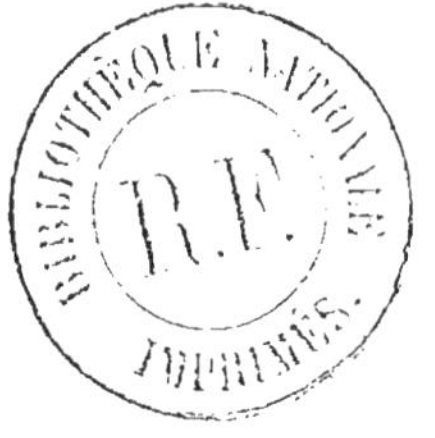

PARIS
ADRIEN DELAHAYE, LIBRAIRE-ÉDITEUR
PLACE DE L'ÉCOLE-DE-MÉDECINE

1871

PREMIÈRE PARTIE

CHAPITRE I.

ÉTUDE EXPÉRIMENTALE DE L'ACTION DE L'ESSENCE D'ABSINTHE SUR LES ANIMAUX.

§ 1. *De l'essence d'absinthe.*

L'essence ou huile essentielle d'absinthe se prépare par distillation de la plante fraîche de grande absinthe (*Artemisia absinthium*).

Pour l'obtenir très-pure, il faut laisser échapper les premières vapeurs. La quantité obtenue est très-petite relativement à la grande quantité de plante employée. Du reste, cela varie beaucoup suivant les années. Dans les années très-chaudes on en obtient beaucoup moins, mais elle est beaucoup plus active.

Sa couleur est vert foncé ; sa saveur est extrêmement âcre. Son odeur est caractéristique, très-forte, pénétrante, très-irritante ; elle persiste pendant fort longtemps. Pour peu qu'on répande un peu d'essence dans une salle, l'odeur s'imprègne partout.

Pour lui conserver toute son activité, il faut la conserver dans un flacon parfaitement bouché.

On la distille en grand pour l'employer dans la fabrication de la liqueur d'absinthe, dans laquelle elle entre à raison de 1 à 2 grammes par litre.

D'après Braconnot, la formule de l'essence d'absinthe est $C^{20}H^{16}O^{2}$, elle bout à 204°, sa densité est 0,973 à 24°. C'est cette huile essentielle qui, avec deux principes extractifs, possède les propriétés actives de la grande absinthe.

§ 2. *Des divers procédés d'expérimentation.*

Il faut, avant de commencer les expériences, s'assurer que l'essence est de bonne qualité, qu'elle est pure, qu'elle est de fabrication récente, enfin que le flacon où elle a été conservée a été bien fermé. Dans les toutes premières expériences, les résultats avaient été un peu différents, parce que l'essence était de qualité inférieure.

Dans les premières expériences qui furent faites à Bicêtre, M. Magnan mêla de l'essence d'absinthe avec de la mie de pain, de la farine, où il la renfermait dans des capsules de gélatine. On faisait avaler ces boulettes à des chiens. Cette méthode a été rejetée. Voici quels sont les procédés employés depuis :

1° *Injection dans l'estomac.* — On introduit une sonde œsophagienne ou une sonde uréthrale (suivant la grandeur de l'animal) dans l'estomac d'un chien, par exemple. On injecte en une seule fois la quantité voulue d'essence. Immédiatement après on injecte une petite quantité d'eau (25 à 30 gr. environ), afin de délayer un peu l'essence et d'empêcher qu'il n'en reste sur les parois de la sonde.

On pourra aussi, une demi-heure auparavant, donner à l'animal une petite quantité d'aliments, ce qui a pour effet d'atténuer l'action irritante de l'essence sur l'estomac et d'empêcher qu'elle ne soit rejetée immédiatement. Les effets sont un peu plus longs à se produire, mais on réussit mieux.

Pour empêcher également l'animal de vomir, M. Magnan l'attache par les pattes de devant à un crochet planté dans un mur, à une hauteur suffisante pour que l'animal puisse tout juste atteindre le sol avec ses pattes de derrière. De cette façon les efforts de vomissements ne sont suivis d'aucun effet. Si l'on ne prend pas ces précautions, l'animal rejette presque immédiaiement l'essence ingérée.

Pour un chien de taille moyenne, on emploie 4 à 6 grammes d'essence. Du reste les effets produits ne sont pas en rapport avec la taille de l'animal.

2° *Par inhalation.* — On place les animaux sous une grande cloche, sous laquelle on met une petite coupelle remplie d'essence d'absinthe. Les vapeurs d'essence remplissent très-rapidement toute la cloche. On emploie surtout cette méthode pour les petits animaux (chats, lapins, cochons d'Inde, poules, pigeons, etc.).

3° *Par injection dans le tissu cellulaire.* — On injecte 1 à 4 grammes d'essence dans le tissu cellulaire sous-cutané. L'effet produit est en général très-prompt et plus rapide que par l'injection directe dans l'estomac. Ce procédé est aussi plus commode pour les petits animaux. Mais dans un certain nombre de cas nous avons vu les accidents convulsifs (voir plus loin) être si multipliés et si rapprochés, qu'il devenait très-difficile de distinguer une attaque franche.

4° *Par injection dans les veines.* — Ce dernier procédé a été employé surtout sur des chiens. On choisit de préférence la veine crurale. Il suffit d'une très-petite quantité d'essence, quelques centigrammes (5 à 20).

5° *La muqueuse rectale* a été aussi mise à contribution,

mais il était difficile d'y faire séjourner l'essence, malgré toutes les précautions prises.

Les résultats les plus frappants sont ceux obtenus sur les chiens, et la méthode la plus facile est l'injection directe par la sonde, introduite dans l'estomac de l'animal. Si l'effet est trop long à se produire, il suffira souvent d'injecter une petite quantité d'essence dans la veine crurale, pour obtenir des résultats très-rapides.

Une condition favorable à la production rapide des divers phénomènes est la température élevée de l'atmosphère; l'essence est alors plus votlaile, sa diffusion est plus rapide.

Une condition défavorable, au contraire, consiste dans le fait que, sous l'influence irritante de l'essence, l'animal peut avoir tout d'un coup des selles rapides ou des vomissements abondants. L'absorption de l'essence est naturellement diminuée.

Mais, quel qu'ait été le procédé employé, *les résultats obtenus ont toujours été les mêmes* : il n'y a eu de différences que dans la rapidité et l'intensité des effets produits.

§ 3. *Expériences.*

Nous citons l'expérience suivante en premier lieu, bien qu'elle n'ait pas donné des résultats aussi complets que ceux qui sont relatés dans d'autres expériences. Ils ont été analogues aux effets produits par de faibles doses d'essence d'absinthe. Ici la dose était assez forte (4 gr.), mais il est probable que l'animal avait une force de résistance plus grande, ou, ce qui revient au même, qu'il avait absorbé moins d'essence.

Cette expérience a été faite au mois de mai 1869, la température atmosphérique étant très-élevée.

Expérience I.

On injecte à un chien de taille moyenne 4 grammes d'essence d'absinthe dans l'œsophage.

Un quart d'heure après environ, l'animal est agité, sa respiration est anxieuse, il court dans le jardin, paraît inquiet. On remarque une susceptibilité sensoriale très-grande, il tressaille au moindre bruit.

Au bout d'une demi-heure, il a quelques secousses très-légères des oreilles et des muscles du cou, secousses qui occasionnent de petits mouvements en arrière de la tête. La respiration devient haletante, un peu sifflante ; la salivation est considérablement augmentée, une bave épaisse, blanche, très-abondante, s'écoule de sa gueule.

Quelques minutes plus tard, les secousses deviennent plus marquées, surtout dans les muscles des parties antérieures. Les secousses sont devenues de fortes saccades, comme si l'animal était frappé par de fortes décharges électriques. Il se couche sur le ventre, puis va s'accroupir dans un des angles du mur de l'enclos : il a les pattes fortement tendues, comme s'il faisait des efforts pour résister à une violente impulsion.

Dès qu'on frappe dans les mains, qu'on lui donne un léger coup, ou bien encore qu'on jette une pierre à côté de lui, il tressaute vivement, manifeste une très-grande frayeur, et les secousses convulsives deviennent beaucoup plus violentes. La susceptibilité nerveuse est donc excessive chez lui. Cependant il ne tombe pas et n'a pas de véritables attaques.

Expérience II.

19 juin 1870. Température atmosphérique très-élevée. On injecte dans l'estomac d'un chien épagneul de taille moyenne 4 grammes d'essence d'absinthe.

Vingt minutes après l'injection, l'animal a une attaque convulsive très-violente. Trismus, convulsions toniques, puis cloniques, respiration haletante, très-rapide, avec écoulement de bave épaisse, spumeuse, très-abondante. Evacuation de matières fécales et d'urine, anesthésie complète. Peu à peu les convulsions cessent, l'animal reste couché sur le côté en respirant péniblement et en faisant entendre un sifflement particulier.

Dix minutes après, nouvelle attaque semblable à la première. En tout il survient 5 attaques, toutes très-violentes et présentant le même caractère.

Il meurt une heure et demie après l'injection de l'essence d'absinthe, au début d'une 6ᵉ attaque, dès l'apparition des premières convulsions. On procède immédiatement à l'*autopsie*. Dès la première incision et lors même qu'il ne s'est écoulé encore que très-peu de sang, celui-ci a une odeur d'essence d'absinthe. Il est en outre très-diffluent, de couleur noire. En enlevant la boîte crânienne, il s'exhale également une très-forte odeur d'essence d'absinthe.

Méninges. Les veines sont turgescentes. En plusieurs points on trouve de petites dilatations des vaisseaux ou de petites hémorrhagies interstitielles, de la grosseur d'une petite tête d'épingle.

La pie-mère recouvrant la face convexe du lobe postérieur gauche présente en ce point une infiltration sanguine très-marquée, formant une plaque de 1 1|2 à 2 centimètres de largeur. Du côté droit, au même point, il n'y a pas d'infiltration, seulement les veines sont dilatées.

Les méninges de la *base* présentent également des infiltrations sanguines. On en trouve des deux côtés, au niveau de la scissure de Sylvius. A la face inférieure du lobe sphénoïdal droit, on remarque une plaque d'infiltration sanguine, de même aspect que celle qui existe sur la face convexe de l'hémisphère gauche. A part ces plaques, les méninges de la base sont partout injectées, on retrouve les mêmes petits renflements le long des vaisseaux.

Les méninges du *bulbe* et de la *partie cervicale* de la moelle sont très-fortement injectées. Les vaisseaux sont renflés dans plusieurs endroits et remplis dans ces points de caillots noirâtres. L'injection est surtout extrêmement prononcée à la face inférieure du bulbe ; les vaisseaux y sont particulièrement dilatés. (Dans deux cas analogues, M. Magnan a trouvé des hémorrhagies.)

En pratiquant des coupes du cerveau, du bulbe et de la moelle, on ne trouve aucune altération notable, pas plus au niveau des points injectés qu'ailleurs. On remarque simplement une injection légère de la substance cérébrale, qui a une teinte un peu rosée.

Dans certains points aussi, les vaisseaux sont un peu plus apparents et forment un petit piqueté (beaucoup moins prononcé que celui que l'on trouve habituellement chez les alcooliques).

Cœur. Le cœur droit est plein d'un sang noir, en partie coagulé ; les caillots sont peu compactes, mous ; l'odeur d'absinthe est très-prononcée.

Sur toute la surface externe du cœur, on observe une injection assez marquée ; les grosses veines sont pleines de sang, tendues, très-saillantes.

A l'origine des gros troncs vasculaires, on remarque sous le péricarde deux ou trois points hémorrhagiques. Dans le sillon latéral auriculo-ventriculaire, on trouve à la base de l'oreillette droite une petite extravasation sanguine avec quelques petits points hémorrhagiques tout autour. On en note également quelques-uns dans le feuillet viscéral du péricarde recouvrant le ventricule droit. Le ventricule gauche est fortement contracté, l'animal étant mort pendant les convulsions toniques; il contient cependant une très-petite quantité de sang coagulé.

Poumons. A l'intérieur comme à l'extérieur et dans presque toute leur étendue, les poumons sont comme marbrés de rouge et de noir d'une façon irrégulière, tantôt en raies, tantôt en plaques, c'est-à-dire qu'ils sont plus congestionnés dans certains points que dans d'autres, où il y avait seulement de l'injection.

Thymus. Sur toute la surface du thymus, on aperçoit de petites hémorrhagies ponctuées, très-nombreuses, quelques-unes de la grosseur d'une tête d'épingle, d'autres ayant seulement l'aspect d'un très-petit point noir. En différents endroits, injection très-manifeste, presque partout les vaisseaux sont dilatés.

Rate. Rien à noter.

Foie. Très-congestionné. Il exhale une très-forte odeur d'essence d'absinthe.

Estomac. La muqueuse présente uue couleur rosée, plus foncée du côté du cardia; en ce point il y a un peu d'injection.

Reins. Injectés, pointillé fin de la substance corticale.

Rien dans la *vessie.*

Le 27 juin 1870, M. Jolyet, préparateur à la Sorbonne, et moi, nous préparâmes à l'Hôtel-Dieu les expériences suivantes, destinées à une démonstration expérimentale, faites par M. Magnan à la clinique de M. le professeur Béhier.

Expérience III.

On fait à un jeune bouledogue une injection de 4 grammes d'essence d'absinthe dans l'estomac. Il était neuf heures et demie du matin. On prend immédiatement la température rectale ; elle est de 39°,8.

Au bout de quatre à cinq minutes, l'animal paraît inquiet, agité ; il gémit, se plaint un peu. La respiration devient fréquente, il bave passablement. Au bout de vingt minutes, on remarque quelques secousses très-légères, ou plutôt un tressaillement musculaire, aux oreilles et à la nuque. Il manifeste une grande susceptibilité nerveuse, il tressaute au moindre bruit, en donnant des signes de grande frayeur.

Afin d'obtenir un effet très-rapide, un quart d'heure après, on injecte de nouveau 3 grammes d'essence d'absinthe dans l'estomac ; on attend dix minutes, et comme l'animal n'a encore que de petites secousses, on injecte dans la veine crurale la dose énorme de 1 gramme 50 d'essence d'absinthe.

Cinq minutes après, il a un mouvement de recul brusque, accompagné de mouvements convulsifs légers de la tête et du tronc, puis tombe brusquement sur le côté. Tous ses membres sont raides, tendus convulsivement, les mâchoires sont fortement serrées, le corps est comme soulevé au milieu, les convulsions toniques durent quinze, vingt secondes et sont suivies de convulsions cloniques très-prolongées. L'animal est toujours couché sur le côté, mais non plus soulevé, les membres sont agités de fortes secousses qui les font aller en avant et en arrière avec rapidité. La respiration devient haletante, stertoreuse; il a des claquements de dents.

Il s'écoule une bave mousseuse très-abondante. La température rectale est de 39°,8.

Il a également pendant les convulsions une émission abondante d'urine et évacuation de matières fécales. Les convulsions cloniques persistent pendant deux et demie, trois minutes, puis cessent, et pendant un court espace de temps (cinq minutes environ), il n'a plus que la respiration très-haletante, stertoreuse, avec écoulement de bave épaisse, spumeuse. Puis une nouvelle attaque recommence, elle est très-violente et suivie à très-court intervalle d'une autre également très-intense. Les deux crises sont tout à fait semblables à la première; elles sont suivies d'une série d'autres attaques qui sont tellement rapprochées qu'elles deviennent subintrantes. Dans celles-ci, les convulsions toniques sont beaucoup moins fortes et remplacées immédiatement par des convulsions cloniques. Les yeux sont injectés, les pupilles très-dilatées. De temps en temps, émission d'une petite quantité d'urine. T.R., 39°,8.

Depuis la première attaque, il s'est écoulé environ une demi-heure. Peu à peu les convulsions cessent et on voit apparaître les petites convulsions du début. L'animal paraît revenir un peu à lui. Il a toujours les pupilles dilatées, les yeux hagards, il regarde toujours dans une certaine direction, il veut aboyer, mais ne peut faire entendre que quelques sons sourds.

Puis il cherche à se redresser, il ne peut encore se relever, mais à mesure qu'il paraît reprendre connaissance, on voit se manifester d'autres phénomènes. Il a des hallucinations très-nettes, il aboie tout d'un coup avec fureur, bien qu'on ne le touche pas et qu'on ne l'excite pas, il gronde continuellement en cherchant à mordre un être imaginaire ; ses mâchoires s'entre-choquent dans le vide. Si on place des objets devant lui, il semble chercher à les mordre, mais sans pouvoir y parvenir. Il finit par se redresser tout à fait, mais ses hallucinations ne cessent pas, dès qu'on fait un peu de bruit dans la salle, il manifeste une vive fureur et veut s'élancer d'un côté ou de l'autre.

Un peu plus tard encore (onze heures et demie), les hallucinations deviennent plus fréquentes, mais la perception dans l'intervalle est plus nette, il se tourne quand on l'appelle, cependant il est encore faible sur ses jambes, le regard est vague.

L'animal est revenu complétement à lui dans la journée ; il n'a gardé qu'un peu de gonflement dans la cuisse, du côté où l'injection dans la veine crurale a été faite.

Le 3 juillet, c'est-à-dire quatre jours après, il n'avait plus d'accidents, mais plus tard, il a eu du côté de la poitrine des accidents d'un autre ordre (infarctus, embolie d'essence dans les capillaires du poumon, apoplexie pulmonaire, etc.).

Chez cet animal on avait injecté une quantité considérable d'essence d'absinthe, 7 grammes en deux fois dans l'estomac et 1 gr. 50 dans la veine curale. Or, cette dernière dose est très-considérable, nous avons dit que lorsqu'on fait des injections dans les veines, il suffit de 15-20 centigrammes pour provoquer des accidents. Aussi les accidents ont été très-violents.

La raison pour laquelle des doses si considérables ont été employées était que l'essence que nous avions à notre disposition était de qualité inférieure et provenait en outre d'une bouteille qui avait été très-souvent débouchée. Il en a été de même pour les expériences suivantes.

Expérience IV.

On injecte à dix heures un quart du matin 4 grammes d'essence d'absinthe dans l'estomac d'un lapin de taille moyenne.

Au bout d'un quart d'heure, l'animal a quelques petites secousses, cherche à se sauver, va se blottir sous un banc, paraît en proie à une grande terreur, et tout d'un coup, en cherchant à fuir, il tombe sur le côté, a des convulsions toniques très-violentes suivies de quelques convulsions cloniques. Par la bouche, il sort une certaine quantité d'écume rougeâtre, sanguinolente. L'animal meurt pendant les convulsions, cinq minutes après le début de l'attaque. On constate alors qu'il s'est fait pendant l'attaque une légère morsure sur le côté gauche de la langue.

Expérience V.

On injecte à dix heures 4 grammes d'essence d'absinthe dans l'estomac d'un cobaye.

Au bout d'une demi-heure, il ne s'est manifesté aucun autre symptôme que de l'agitation et une grande susceptibilité nerveuse, l'animal cherche à fuir, il a cependant quelques petites secousses peu marquées, mais brusques. On lui injecte alors dans le tissu cellulaire sous-cutané de l'abdomen environ 2 grammes d'essence d'absinthe.

Environ dix minutes après, il commence à avoir des attaques qui se succèdent à de courts intervalles. Au début de la première, il est d'abord comme soulevé et projeté en avant, puis tombe violemment sur le côté. Les pattes sont étendues, rigides, le corps est comme allongé, arqué, la tête renversée un peu en arrière, les mâchoires très-serrées, en un mot il a des convulsions toniques très-marquées, auxquelles succèdent des convulsions cloniques avec mouvements très-rapides. L'insensibilité est complète, les mouvements respiratoires sont très-fréquents, les battements de cœur violents, de l'écume lui sort par la bouche. Les convulsions diminuent, mais pour reprendre bientôt. Dans les attaques suivantes, les convulsions toniques cessent de suite ou manquent, il n'y a plus que des convulsions cloniques, alternant avec les périodes de repos.

Dans les moments de repos, on le voit à deux ou trois reprises se relever, puis s'élancer avec une extrême rapidité d'un côté ou de l'autre, comme s'il était pourchassé, puis s'arrêter brusquement et retomber atteint de nouvelles convulsions, mais qui sont de moins en moins bien caractérisées.

Cet état cesse bientôt pour faire place à une sorte de stupeur.

Dans la journée, l'animal revient à son état habituel.

Expérience VI.

A dix heures et demie, on injecte 2 grammes d'essence dans l'estomac d'un second cobaye.

Pendant les premiers instants, agitation, petites secousses musculaires. Au bout d'un quart d'heure, on injecte de nouveau 2 grammes d'essence dans le tissu cellulaire sous-cutané de l'abdomen.

Dix minutes après, première attaque suivie de plusieurs autres incomplètes; en un mot, les accidents sont tout à fait analogues à ce qui s'est passé dans l'expérience précédente.

Seulement, pendant l'intervalle des attaques, le petit animal reste couché sur le flanc; il cherche de temps en temps à se relever, mais sans pouvoir y parvenir.

Dans la journée, il est entièrement remis.

Expérience VII.

On injecte à dix heures et demie 1 gr. 50 d'essence d'absinthe dans le tissu cellulaire sous-cutané de l'abdomen d'un pigeon. Il en ressort environ 50 centigr. par la plaie.

Au bout de dix minutes, le pigeon, qui était resté jusque-là tranquille, tombe tout d'un coup sur le côté, déploie brusquement ses ailes qui restent étendues, allonge les pattes qui bientôt après se rétractent et sont agitées de mouvements convulsifs rapides, et commence ensuite à battre des ailes rapidement, tout en restant à demi couché sur le flanc. Au bout d'une demi-minute, il se relève, mais ne peut se tenir sur ses pattes, titube et a un mouvement de balancement très-marqué.

Il retombe de nouveau dans les mêmes convulsions que tout à l'heure. Celles-ci vont en se rapprochant de plus en plus. Il exécute en outre un mouvement assez singulier, il est comme soulevé et porté en avant, il tourne sur lui-même, comme poussé par une force qui lui ferait exécuter un mouvement giratoire de gauche à droite et d'avant en arrière. Peu à peu ces mouvements se calment, et il reste étendu sur le ventre, les pattes repliées sous lui, les ailes à demi déployées.

Dans l'après-midi tout symptôme a disparu.

Expérience VIII.

Petite chienne épagneule âgée de 7 ans environ.

On lui fait à neuf heures et demie une première injection de 3 gr. d'essence d'absinthe dans l'estomac. La température rectale est de 40°.

Elle manifeste d'abord un peu d'agitation; quelques minutes après, la respiration devient haletante, sifflante et stertoreuse, cela provient de ce que précédemment on lui avait fait la section des nerfs laryngés. Susceptibilité nerveuse excessive. Quelques petits tressaillements dans les muscles du cou, de la nuque et des épaules; petites secousses brusques des oreilles. Au bout de trente-cinq minutes elle est dans le même état et n'a pas encore eu d'attaques. On lui injecte alors une nouvelle dose de 3 gr. Les secousses musculaires deviennent beaucoup plus marquées et se manifestent sur tout le corps avec projection en avant de la partie antérieure du tronc. On observe des mouvements saccadés très-brusques, qui deviennent très-violents dès qu'on fait du bruit; cependant elle n'a pas d'attaque proprement dite.

Elle devient de plus en plus inquiète, elle paraît très-effrayée dès qu'on l'approche. La respiration s'est encore accélérée, elle rejette aussi une grande quantité de bave mousseuse.

Elle finit par aller se cacher sous un banc où elle reste blottie et comme ramassée sur elle-même. Dès qu'on frappe dans les mains, elle ressaute vivement en arrière, elle a des secousses très-fortes qui font croire qu'elle va avoir une attaque. T. R. 40°,1.

Les accidents se sont bornés là. Au bout d'un temps assez court elle était presque entièrement remise.

Nous rapportons également les faits suivants dont nous avons été témoin à Sainte-Anne. (Voir également Magnan : *Leçons sur l'alcoolisme*, *Gazette des hôpitaux*, 24 juillet 1869, p. 334.)

On enleva à deux pigeons et à un cochon d'Inde les lobes cérébraux. On plaça ces animaux sous une cloche où ils furent soumis à l'action des vapeurs d'essence d'absinthe.

Au bout d'un temps très-court, ces trois animaux eurent des attaques convulsives comme les autres animaux auxquels on n'avait fait subir aucune mutilation.

Un autre jour, nous vîmes les mêmes faits se reproduire chez un petit chien auquel on avait enlevé les mêmes parties de l'encéphale. — Nous aurons à voir plus loin quels sont les conséquences que l'on peut en tirer.

Nous pourrions citer un grand nombre d'expériences faites pendant les leçons cliniques de MM. Magnan et Bouchereau, au bureau central d'admission des aliénés de la Seine (Sainte-Anne). M. le Dr Amory, de Boston, qui avait assisté plusieurs fois à ces expériences, les répéta sur des cobayes et publia le résultat de ses recherches dans le *Med. and Surg. Journal* de Boston (p. 71 et 83). Elles ont confirmé les faits observés jusque-là.

On trouvera également dans l'*Union médicale* du 9 août 1864, la description détaillée des premières expériences qui ont été faites à l'hospice de Bicêtre.

Toutes ont donné des résultats absolument semblables à ceux que nous avons rapportés, aussi nous dispenserons-nous de les décrire.

Nous renvoyons au chapitre suivant quelques expériences faites en soumettant ces animaux à l'inhalation des vapeurs absinthiques. Elles ont été faites en même temps que d'autres expériences qui avaient pour but d'étudier comparativement les effets des vapeurs d'alcool. Aussi ne voulons-nous pas les séparer.

Tous les accidents que nous avons décrits dans ce chapitre se rapportent à l'*intoxication aiguë* occasionnée par l'essence d'absinthe.

M. Magnan (1) a fait également des expériences pour étudier les résultats de l'*intoxication chronique*. Ces expériences permettent de croire que les phénomènes morbides se montrent aussi chez les animaux avec les caractères analogues à ceux qui se présentent chez l'homme. Plusieurs des animaux sur lesquels on expérimentait sont morts au bout de peu de temps, un mois ou six semaines, ce qui n'a pas encore permis d'obtenir des résultats décisifs.

Nous aurions voulu faire également des recherches dans ce sens, les circonstances et le manque absolu de temps ne l'ont pas permis. Il faudrait en effet expérimenter pendant un temps fort long. Nous espérons pouvoir plus tard reprendre ces travaux que M. Magnan continue de son côté.

(1) Comptes-rendus de l'Académie des sciences, 5 avril 1869, I, LVIII, p. 827.

CHAPITRE II.

Les expériences dont la description va suivre ont trait aux accidents observés chez les animaux :

1° Lorsqu'on les soumet à l'influence des vapeurs d'essence d'absinthe et des vapeurs d'alcool (méthode d'inhalation).

2° Par l'action combinée de l'alcool et de l'essence d'absinthe, administrés en même temps dans des proportions variables.

3° Par une forte dose d'alcool donnée en une seule fois (intoxication aiguë). Par l'administration répétée chaque jour, pendant longtemps, de fortes doses d'alcool (intoxication chronique).

§ 1. *Expériences faites par la méthode d'inhalation.*

(Les expériences suivantes ont été faites pendant les cliniques de MM. Magnan et Bouchereau à Sainte-Anne, 1868.)

Expérience I.

On place sous une grande cloche une poule, un lapin et deux cobayes. On met sous la cloche un vase contenant 15 à 20 grammes d'essence d'absinthe.

Au bout de quelques instants, tous ces animaux présentèrent la série de symptômes observés dans les expériences précédentes.

On constata en outre chez le lapin et pendant l'attaque convulsive, une morsure de la langue avec écume sanguinolente aux lèvres.

Nous n'avons pas voulu entrer encore une fois dans tous les détails des phénomènes observés, nous avons

Dans un autre cas, on a procédé différemment. On fit avaler 70 grammes d'alcool à une chienne. Dès que l'animal tomba en résolution, on injecta dans une veine une petite quantité d'absinthe (5-10 centigr.).

Quelques minutes plus tard, le chien eut une attaque tout à fait analogue à celles que l'on observe lorsque l'essence d'absinthe est donnée seule, puis il retomba dans la résolution. Il n'eut pas d'autre attaque.

Il est probable que le premier fait, c'est-à-dire le retard observé dans la production des accidents produits par l'essence d'absinthe, est dû à ce que l'absorption et la digestion sont ralenties par l'alcool. En effet, M. Claude Bernard a démontré que l'alcool non-seulement empêche la digestion, mais l'arrête une fois qu'elle est commencée, en suspendant toutes les fonctions qui président à la chymification. Dans le deuxième cas, c'est-à-dire lorsqu'on injecte l'alcool dans l'estomac, et l'essence d'absinthe dans la veine, ce dernier agent n'a pas besoin de passer par le tube digestif pour entrer dans le torrent sanguin, l'essence y entre directement et peut ainsi exercer très-rapidement son action sur le système nerveux. C'est ce qui est arrivé dans ce cas seulement il y a un fait à noter, c'est qu'au lieu de voir se produire plusieurs attaques, il ne s'en est produit qu'une seule.

La physiologie expérimentale apprend en effet que l'alcool paralyse le pouvoir excito-moteur de la moelle (1). « En effet, si chez des animaux en état d'ivresse alcoolique on met la moelle épinière et les nerfs à nu, on peut irriter, piquer, broyer le tissu nerveux, et on verra

(1) M. Perrin, art. *Alcool*. Dict. encycl. des sciences médicales. t. II. p. 529 ; 1865.

alors que l'alcool abolit la sensibilité et la motricité des nerfs, ainsi que les propriétés excito-motrices de la moelle, en commençant par la queue de cheval pour aboutir, au moment de la mort, à la moelle allongée. »

Dans l'expérience que nous avons rapportée où l'on avait donné 5 grammes d'essence ajoutés à 3 grammes d'alcool, est-il possible d'admettre que cette petite quantité ait pu influer sur la marche des accidents? Le fait est qu'ils se produisirent seulement une heure et demie après l'injection des agents toxiques. Cependant ce retard peut tenir à une autre cause.

§ 3. *Expériences faites avec l'alcool donné seul.*

Expérience I.

27 juin 1870. On injecte, au moyen d'une petite sonde uréthrale, 10 gr. d'alcool des hôpitaux dans l'estomac d'un lapin.

Il est neuf heures et demie du matin. La température de l'animal est à ce moment de 37°,2.

L'animal reste d'abord tranquille, accroupi, comme hébété, pendant quelques minutes, puis il cherche à se lever pour se sauver, mais il ne peut que se traîner péniblement, il a le train postérieur comme paralysé, les pattes de derrière traînant sur le côté, il finit par tomber lourdement sur le flanc, il reste couché ainsi plongé dans un sommeil comateux, tous les membres sont en résolution, les mouvements respiratoires sont lents et réguliers. Au bout de deux heures, le coma est devenu très-profond. Quand on soulève l'animal, il retombe comme une masse inerte. Il n'a ni secousses ni tressaillements musculaires, absolument aucun mouvement convulsif. On peut le pincer, le tirailler, lui arracher les poils, il reste absolument insensible ; à onze heures trois-quarts, la température rectale est de 35°.1.

Il y a donc un abaissement considérable (2 degrès) de la température.

Nous nous bornons à rapporter cette expérience; nous en avons fait d'autres, le résultat a été le même, nous n'en donnons qu'une qui doit servir de terme de

Pour toutes ces essences, on constate un peu d'agitation, d'excitation, de l'accélération du pouls, une odeur particulière de l'exhalation pulmonaire (odeur de l'essence ingérée) et des selles. Cette odeur persistait pendant quelques heures, parfois pendant vingt-quatre ou quarante-huit heures.

L'essence de fenouil a une action un peu plus marquée, elle provoque de la salivation, un peu de larmoiement, elle paraît donc un peu plus irritante.

Mais *jamais*, avec aucune de ces essences, il n'y eut ni *attaques*, ni *convulsions épileptiques* ou *épileptiformes*.

Dernièrement (1871) j'ai répété ces expériences sur une chienne de taille moyenne. J'ai expérimenté encore l'essence d'anis, de menthe et de mélisse (c'est-à-dire celles qui entrent le plus souvent dans la composition de la liqueur d'absinthe). Je n'ai jamais pu obtenir d'autres phénomènes que ceux déjà indiqués.

§ 5. *De l'élimination de l'essence d'absinthe et de l'alcool par le lait.*

Parmi les voies d'*élimination* de l'essence d'absinthe, il en est une qui est signalée pour cette essence (comme pour d'autres, du reste : anis, mélisse, huile volatile des crucifères, etc.); nous voulons parler du lait.

A propos de l'absinthe, M. Gubler (1) dit ceci : « Le lait en devient amer, il cause du malaise au nourisson. »

J'ai eu l'idée de faire avaler à des animaux allaitant leurs petits, de faibles doses d'essence d'absinthe (1 gr., 1 gr. 50), mêlées à une petite quantité d'aliments, de

(1) Commentaires thérapeutiques du *Codex medicamentarius*, p. 2, 1868.

façon à ne procurer à la mère que de petites secousses, sans produire d'attaques et sans courir le risque de la tuer, ou peut-être de supprimer la lactation.

Il aurait été curieux de savoir si les petits auraient eu soit des attaques, soit les phénomènes précurseurs (petites secousses, convulsions partielles des muscles).

Il y a cependant une cause d'erreur possible et qui rend l'expérience plus difficile; c'est que l'essence d'absinthe s'élimine très-rapidement par toutes les voies respiratoires, poumons, peau, etc. Elle s'élimine avec tant d'activité que, dans le local où se trouve l'animal, on sent partout cette odeur si pénétrante de l'essence d'absinthe, odeur qui ne ressemble à aucune autre et qu'il est impossible de méconnaître, pour peu qu'on l'ait sentie une fois. Il aurait pu se faire alors que les petits eussent absorbés eux-mêmes, par les poumons, les vapeurs répandues dans l'air et qu'on eût alors attribué faussement au lait de la mère un effet produit par une cause de nature différente.

Je voulais expérimenter sur une chienne, sur des femelles de lapins. Je m'étais procuré une chienne avec ses petits, âgés de 8 jours; l'animal mourut avant que je pusse commencer les expériences.

Dès lors, les événements m'empêchèrent de continuer mes expériences. J'espère pouvoir les reprendre, mais j'ai pensé qu'il y aurait intérêt à les signaler dès à présent.

M. Magnan a fait prendre à une chienne qui allaitait des petits âgés de 15 jours des doses d'alcool assez considérables pour provoquer le sommeil comateux. Le lait, examiné dans ces conditions, n'a rien donné à l'analyse. D'autre part, l'allaitement pendant l'ivresse n'a produit aucun accident sur les petits.

CHAPITRE III.

CONSIDÉRATIONS GÉNÉRALES SUR L'ACTION DE L'ESSENCE D'ABSINTHE ET DE L'ALCOOL SUR LES ANIMAUX.

Dans les chapitres précédents, nous avons relaté les expériences destinées à examiner les éléments principaux qui composent la liqueur d'absinthe (alcool, essenses d'absinthe, d'anis, de mélisse, de menthe, etc.).

Lors des premières expériences et tout à fait au début, M. Marcé fit, comme nous l'avons dit, une communication à l'Académie des sciences, et il s'exprime comme suit :

« Des nuances symptomatiques très-accusées séparent l'intoxication alcoolique simple de l'intoxication à l'aide de la liqueur d'absinthe.

« Chez ceux qui font abus de ce dernier poison, on voit prédominer la stupeur, l'hébétude, les hallucinations terrifiantes, et l'affaiblissement intellectuel arrive avec une extrême rapidité.

« Ces différences cliniques me permettent de supposer que l'absinthe exerce par elle-même une action spéciale. Afin de vérifier cette hypothèse, j'ai cherché à isoler, à l'aide d'expériences sur les animaux, les effets toxiques dus à l'absinthe de ceux qui dépendent de l'alcoolisme. Or des faits déjà assez nombreux, observés sur des chiens auxquels on a fait avaler de l'essence d'absinthe pure, ne laissent aucun doute sur l'action toxique de cette dernière substance. L'essence d'absinthe, à la dose de 2 ou 3 grammes, détermine du tremblement, de la stupeur, de l'hébétude, de l'insensibilité et toutes les apparences d'une terreur profonde. A dose plus élevée, 3 à 8 grammes, elle amène des convulsions cloniques, épileptiformes, avec évacuations involontaires, écume aux lèvres et respiration stertoreuse. Ces accidents sont passagers et n'entraînent pas la mort. »

Cette note contient plusieurs inexactitudes, mais M. Marcé n'avait pu que commencer avec M. Magnan quelques expériences, quand sa mort est venue si malheureusement interrompre une carrière si bien remplie et si pleine d'espérances.

Nous allons voir comment il faut rectifier ce passage et quels sont les résultats positifs obtenus aujourd'hui.

Dans ce but, nous allons retracer d'une manière générale le tableau des accidents qui se produisent chez les animaux soumis à l'influence directe de l'essence d'absinthe. Nous verrons que l'on peut de suite les diviser en deux classes : en troubles *physiques*, c'est-à-dire de la motilité et de la sensibilité, et en troubles *psychiques*, intellectuels et sensoriaux.

Lorsqu'on ne donne à un animal que de faibles doses d'essence d'absinthe ou, ce qui revient au même, lorsqu'il n'en absorbe qu'une petite quantité, voici ce qu'on observe :

L'animal est d'abord inquiet, agité, ne peut rester en place, se relève pour se coucher de nouveau, va et vient, quelquefois il a une ou plusieurs selles assez abondantes; urine plusieurs fois. Il y a donc là une *première période* d'excitation générale, qui probablement porte sur tout l'ensemble du système nerveux.

Elle produit d'abord l'excitation cérébrale; ensuite, par action directe sur les nerfs des appareils digestifs ou urinaires, elle amène une hypersécrétion et le besoin d'uriner. Il ne faut pas confondre ces faits avec les évacuations involontaires qui se produisent pendant les grandes attaques.

Déjà pendant cette première période, on peut remarquer quelques petits mouvements fibrillaires des muscles de la face, quelquefois des oreilles. Ce sont de toutes petites secousses, comparables à de petites décharges électriques ; peu à peu ces secousses s'étendent aux muscles du tronc des membres.

Elles deviennent des soubresauts, comme si l'on exposait alors l'animal à la décharge d'une forte batterie électrique. Ces secousses, plus violentes, font exécuter à l'animal tantôt un mouvement de recul prononcé, d'autres fois, il est comme projeté en avant, la tête est animée de mouvements brusques, répétés et très-rapides, d'avant en arrière. L'animal se couche à terre, il cherche à échapper à cette impulsion en se roidissant. En même temps, la respiration devient haletante, l'animal laisse écouler une salive abondante, et il exhale par la bouche une forte odeur d'essence d'absinthe; s'il urine ou s'il a des selles, ses matières ont la même odeur.

Avec de faibles doses, les troubles de la motilité s'arrêtent là. Dans beaucoup de cas, on remarque une susceptibilité sensoriale excessive. L'animal manifeste une grande frayeur; au moindre bruit et pour peu qu'on frappe légèrement dans les mains, on le voit sauter de côté, et les petites convulsions deviennent plus fortes (voir Exp. I, III, V, VIII).

Pendant tout ce temps-là, l'animal n'a pas perdu sa sensibilité, au moins, dans la plupart des cas, il n'y a pas d'anesthésie, il y a plutôt de l'hyperesthésie. Il y a lieu de s'étonner que M. Meynier (1) n'ait constaté, dans

(1) Meynier. De l'action toxique de quelques essences; thèse de Paris, 1859.

ses expériences, que de l'anesthésie comme seul symptôme. Dans la plupart des cas, nous avons noté le contraire, toutes les fois que l'on n'arrivait pas à l'attaque véritable, car alors l'anesthésie était complète.

M. Magnan a noté, dans ses expériences, un fait intéressant qui s'est produit quelquefois. L'animal a de petites secousses, va et vient, puis s'arrête, reste immobile, le museau serré, la queue basse, comme s'il était tout d'un coup frappé de stupeur; il reste pendant quelques secondes, puis revient tout d'un coup à son état normal. J'ai été témoin deux ou trois fois de faits de ce genre, dans les expériences faites au bureau d'admission (Saint-Anne).

On peut comparer cela au petit mal épileptique, à l'absence ou vertige épileptique (Magnan).

Du reste, ce qui se produit avec ces faibles doses se retrouve avec les doses plus fortes, seulement c'est alors une période qui précède les grandes attaques; on pourrait l'appeler *période précursive*, *initiale* ou *prodromique*.

A celle-ci, succède, lorsqu'on a donné des doses de 4 à 6 grammes, une période que l'on peut désigner sous le nom de *période de convulsions et d'asphyxie*. L'animal tombe brusquement sur le côté, tout son corps est pris de convulsions toniques, ses membres se raidissent, sont dans l'extension forcée, les doigts fortement écartés (chez les chats, les griffes sont complètement sorties), le corps est comme soulevé, courbé en forme d'arc, les mâchoires sont, le plus souvent, violemment serrées; il y a un véritable trismus; d'autres fois, au contraire, la gueule est grande ouverte, les pupilles sont d'abord contractées, puis fortement dilatées; la respiration est pénible.

A ces convulsions toniques succèdent bientôt les convulsions cloniques; les membres sont agités de mouvements de va-et-vient très-rapides d'avant en arrière, avec alternatives de flexion et d'extension. Les muscles du tronc et du cou s'agitent violemment, les mâchoires ne sont plus serrées, mais elles claquent l'une contre l'autre; par la gueule s'écoule une bave très-abondante, mousseuse, quelquefois sanguinolente, c'est qu'alors il y a eu *morsure de la langue* (voy. Exp. IV et Exp. par inhalation). La respiration est très-rapide, stertoreuse, haletante, par convulsion des muscles du thorax. Il y a aussi des alternatives de contraction et de relâchement des sphincters, qui amènent des évacuations involontaires d'urine, de matières fécales, quelquefois de sperme.

C'est donc bien une véritable période de convulsions et d'asphyxie.

Peu à peu les convulsions cessent et font place à une sorte d'état d'accalmie, de repos. Tantôt l'animal est plongé dans un état comateux, tantôt il est simplement insensible et comme hébété, puis peu à peu, il revient à lui; au bout d'un temps plus ou moins long, il reprend son habitus normal.

C'est la *période de repos* ou *période de retour*.

Pendant toute la durée de l'attaque, la perte de connaissance est complète, cela va sans dire; les animaux sont également complétement *anesthésiés;* on peut les pincer, les tirailler, arracher des plumes aux oiseaux, sans qu'ils manifestent quoi que ce soit.

Nous avons pris pour type l'attaque chez le chien. Les faits observés sont les mêmes chez tous les animaux. Chez les oiseaux, par exemple, l'extension des ailes avec les plumes écartées se voit pendant les convulsions toniques, tandis que les convulsions cloniques se traduisent par un battement d'ailes assez accentué. Nous avons noté une fois un mouvement giratoire au lieu des mouvements d'avant en arrière ; mais ce sont toujours des faits du même ordre.

Quelquefois, mais c'est très-rare, il n'y a qu'une seule attaque, le plus souvent la première est suivie de 2, 3, 4 ou quelquefois 10 ou 12 attaques semblables à la première. Cependant lorsqu'elles deviennent très-nombreuses, l'intervalle qui les sépare devient de plus en plus court, elles sont quelquefois subintrantes. Cela arrive surtout dans les expériences par inhalation et par injection dans les veines ou le tissu cellulaire sous-cutané.

Elles ne sont plus alors aussi nettes, il devient difficile de distinguer les périodes de l'attaque, ce sont des convulsions continuelles. Il arrive souvent que l'animal meurt dans ces convulsions.

Les variations de température sont nulles ou insignifiantes, il n'y a évidemment pas de chaleur accumulée, puisqu'il y a beaucoup de mouvement produit. Nous l'avons d'ailleurs constaté à plusieurs reprises (voy. Exp. III et VIII).

Quant aux phénomènes sensoriaux et intellectuels nous avons déjà mentionné l'état d'excitation de la période initiale ou prodromique, l'agitation continuelle, le besoin d'aller et de venir ; nous avons constaté aussi la grande susceptibilité sensorielle qui faisait tressaillir l'animal au moindre bruit, en lui causant une frayeur excessive. Mais le fait le plus curieux à noter, ce sont les *hallucinations* qui se produisent dans l'intervalle des attaques. On voit chez les chiens, p. ex., l'animal se relever tout d'un coup, le poil hérissé, les yeux injectés, brillants, saillants, fixés sur des objets imaginaires contre lesquels il gronde ; puis il aboie avec fureur en cherchant à s'élancer de ce côté lors même qu'il n'y a

sans foyers hémorrhagiques. Dans les autres organes on retrouve également cette même hyperémie. Nous avons noté le même pointillé ecchymotique à la surface du péricarde, des reins, du foie, nous en avons vu un exemple très-remarquable sur le thymus d'un chien (Exp. II). Les poumons sont également le siége d'une congestion manifeste, mais qui devient très-intense lorsque l'animal a été soumis à l'inhalation des vapeurs absinthiques. La muqueuse pulmonaire a été dans ce cas la porte d'entrée et la porte de sortie des vapeurs toxiques, l'effet produit a donc été double. La muqueuse stomacale et la muqueuse intestinale sont souvent légèrement injectées.

Le sang est très-diffluent, noir; il exhale une forte odeur d'essence d'absinthe, comme tous les organes. Comme cette odeur est extrêmement pénétrante et que dans l'endroit où l'on expérimente, l'atmosphère en est imprégné, on pourrait penser que l'on attribue l'odeur répandue dans l'air aux organes que l'on examine. Pour se mettre à l'abri de cette erreur, il suffit de les transporter dans une autre salle et de les faire sentir par des personnes qui n'assistaient pas à l'autopsie.

Il n'y a pas alors de doute possible.

En résumé, hyperémie générale de tous les organes avec prédominance de l'injection dans la région bulbo-cervicale, telles sont les principales lésions que l'on trouve dans l'intoxication absinthique *aiguë*.

Quel est le nom que l'on doit donner à tous ces accidents produits par l'intoxication absinthique? Pour nous ce n'est pas douteux, c'est de l'*épilepsie*, que l'on pourra nommer, pour la bien caractériser, *épilepsie absinthique* (Magnan). Il nous semble à peine nécessaire de défendre cette idée. En effet, d'après le tableau que nous en avons tracé, il nous paraît difficile de ne pas reconnaître dans les périodes que nous avons établies, les 4 stades de l'attaque ordinaire d'épilepsie. Ces quatre stades sont admis d'après Beau et reproduits dans les ouvrages classiques, entre autres dans l'excellent livre de M. le professeur Axenfeld sur les *névroses*.

Ces quatre stades sont les suivants :

1er stade. Etat tétanique

2e — Convulsions cloniques.

3e — Stade de ronflement.

4e — Stade de retour de la sensibilité et de l'intelligence.

Dans notre description des accidents absinthiques nous avons établi trois grandes périodes : une *période précursive initiale* ou *prodromique*, une deuxième de *convulsions* et d'*asphyxie*, une troisième de *retour à l'état normal*. Dans le fait, la division est très-peu différente.

La première période peut manquer, ou constitue simplement une période préparatoire, c'est quelquefois une attaque avortée, elle correspond à l'aura, c'est-à-dire aux prodromes prochains de l'attaque ordinaire (sensation insolite de chatouillement, de chaleur dans un point, petites secousses, tressaillement, etc.).

La deuxième période correspond au stade d'état tétanique et au stade de convulsions cloniques avec la suffocation et l'asphyxie diminuant à mesure qu'on approche des deux autres stades, celui de ronflement et celui de retour à la sensibilité et à l'intelligence, que nous avons réunis ensemble sous le nom de *période de retour à l'état normal*.

Nous pensons que ce que nous venons de dire suffira à établir l'analogie contre une attaque complète d'épilepsie ordinaire et une attaque d'épilepsie absinthique.

D'ailleurs à côté de ces phénomènes nous retrouvons bien d'autres accidents qui établissent d'une façon saisissante l'analogie qui existe entre les deux états, dont les manifestations sont identiques, bien que la cause soit différente.

Nous avons vu les attaques incomplètes, les attaques subintrantes; mais, ce qui est beaucoup plus important, nous avons également constaté un état particulier qui rappelle tout à fait l'absence ou vertige épileptique, qu'il soit isolé ou accompagné de petites convulsions.

C'est donc avec une parfaite justesse que l'on a donné aux accidents produits par l'essence d'absinthe, le nom *d'épilepsie absinthique*, titre que nous verrons encore justifié par les phénomènes cliniques.

On pourrait encore établir la comparaison avec les formes convulsives de l'intoxication saturnine et les phénomènes éclamptiques de l'albuminurie qui sont également absolument semblables aux convulsions épileptiques, mais nous ne pouvons que constater l'analogie des manifestations extérieures.

En effet, pour les dernières surtout, la pathogénie en est encore fort obscure, depuis qu'on a été obligé de reconnaître que les théories qui faisaient de l'urée ou du carbonate d'ammoniaque les agents producteurs des convulsions étaient inexactes et insuffisantes à expliquer les principaux accidents (1).

Maintenant, si nous demandons *comment agit* l'essence d'absinthe sur le système nerveux pour produire les attaques, nous nous trouvons d'abord en présence de plusieurs faits.

(1) Gubler. art. *Albuminurie*. Dict. encycl. des sciences médicales.

1° Les lésions que l'on trouve à l'autopsie sont particulièrement prononcées au niveau de la région bulbo-cervicale.

2° Les méninges (pie-mère) et la substance grise du cerveau sont le siége d'une hyperémie très-manifeste.

3° L'essence d'absinthe, par sa rapide diffusion dans tout le système vasculaire, pénètre très-rapidement dans tous les organes et peut avoir en premier lieu une influence très-marquée sur les centres nerveux et ensuite sur les nerfs de toutes les régions.

On est d'accord généralement pour admettre aujourd'hui que le point de départ des convulsions de l'épilepsie est le bulbe rachidien. Nous n'entreprendrons pas ici de rapporter toutes les opinions diverses émises à ce sujet (Marschal-Hall, Radeliffe, Kussmaul et Tenner, Foville, J. Falret, Schrœder van der Kolk, Axenfeld).

Nous dirons simplement que vu la prédominance toute particulière et constante des lésions les plus prononcées dans la région bulbo-cervicale, nous pensons qu'il y a une excitation directe et très-forte produite par l'action très-irritante de l'essence d'absinthe sur le système cérébro-spinal, mais particulièrement sur le bulbe. C'est une action *directe.*

Nous avons vu, d'autre part, que les animaux auxquels on avait enlevé les lobes cérébraux n'en avaient pas moins des convulsions très-complètes ; les convulsions ne seraient donc pas sous la dépendance du cerveau.

Quant au cerveau, il est probable aussi que l'excitation directe produite sur le grand sympathique par l'essence d'absinthe, amène la contraction des vaisseaux de l'encéphale, de là perte de connaissance et chute. Cette contraction est suivie de relâchement et de dilatation, lorsque l'excitation nerveuse diminue, puis survient de nouveau du resserrement. La dilatation des vaisseaux serait toujours l'état que l'on retrouve dans la dernière phase de l'attaque, c'est-à-dire dans l'état de repos. De là l'état turgescent des veines, les dilatations vasculaires, les points ecchymotiques, les suffusions sanguines.

En outre, il se peut très-bien que, par suite de la diffusion de l'agent irritant dans tous les organes, il y ait en outre une action *réflexe* produite par l'irritation des nerfs périphériques, irritation qui se transmet au bulbe et se traduit en convulsions.

Il y aurait donc une action principale, directe, sur le bulbe, augmentée d'une action réflexe secondaire provenant des nerfs périphériques.

L'hyperémie du cerveau nous montre qu'il joue également un rôle. Mais ce n'est pas dans l'attaque convulsive, puisque les convulsions se produisent lors même que le cerveau a été enlevé, c'est dans la production des phénomènes intellectuels et sensoriaux (hallucinations, vertiges). C'est probablement la substance grise qui en est l'organe producteur. Il y a une sorte d'alternance entre l'action du cerveau et celle du bulbe et de la moelle.

Le bulbe entre en jeu d'abord et produit l'attaque convulsive, puis le cerveau fonctionne anormalement et produit les troubles psychiques et sensoriaux. Il s'épuise à son tour, puis les attaques recommencent, et ainsi de suite.

Quant aux accidents observés chez les animaux, à la suite de l'*intoxication alcoolique aiguë*, nous avons relaté plusieurs expériences et cité les résultats obtenus par Demarquay, par Lallemand, Perrier et Duroy, etc.

Une courte période d'excitation avec élévation de la température d'abord, puis des troubles importants de l'appareil de la locomotion, commençant par une faiblesse des membres postérieurs, devenant ensuite une vraie paraplégie momentanée, résolution complète de tout l'appareil musculaire, anesthésie, sommeil comateux avec un abaissement considérable de la température (jusqu'à 4° et même 9°), mais *jamais de convulsions*, tels sont en résumé les principaux symptômes que présentent les animaux intoxiqués par une forte dose d'alcool donnée en une fois.

Nous avons vu que chez les animaux soumis à l'*intoxication alcoolique chronique*, on observe à chaque dose quotidienne les effets de l'intoxication alcoolique aiguë, mais qu'au bout d'un temps variable, il se manifestait d'autres symptômes, tels qu'un tremblement, qui ne se remarquait d'abord que dans les membres, puis se généralisait successivement à tout le système musculaire. On notait également des troubles gastriques, inappétence, accumulation considérable dans l'estomac de mucosités et d'un liquide clair, filant, visqueux (pituite), — on pouvait le constater au moyen d'une fistule stomacale (avec canule à demeure); — état habituel d'hébétude, prédisposition particulière aux maladies causées par le froid (ces animaux meurent souvent d'une pneumonie), etc.

Lésions anatomiques. — A. Dans l'*intoxication alcoolique aiguë*, les méninges sont injectées, les vaisseaux de la pie-mère sont dilatés, turgescents, remplis d'un sang noir; on trouve parfois de petites infiltrations sanguines dans la pie-mère, des suffusions sanguines à la base du cervelet (Flourens). Très-rarement on trouve de véritables hémorrhagies méningées. Ce caractère se retrouve infiniment plus souvent chez l'homme. Tardieu (1) l'a constaté 2 fois sur 7 autopsies.

Lallemand, Perrin et Duroy ne l'ont pas rencontré dans leurs expériences sur les animaux.

La substance cérébrale grise, soit corticale, soit centrale, est également le siége d'une injection assez manifeste. Elle est d'une teinte rosée, quelquefois très-foncée, sur laquelle se détachent de petits points noirs, formant un piqueté très-fin, parfois assez serré. Au moment où l'on vient de pratiquer une coupe, on voit sortir du sang en gouttelettes très-fines. La substance blanche est également injectée, piquetée. On a trouvé quelquefois de la sérosité épanchée, soit dans les ventricules, soit dans les méninges.

Les lésions de la région bulbo-cervicale ne sont pas plus prononcées que celles des autres régions. Nous avons vu, au contraire, que chez les animaux morts à la suite des attaques produites par l'essence d'absinthe, la région bulbo-cervicale était le siége principal des lésions (hyperémie, hémorrhagies ponctuées, suffusions sanguines).

Quant aux lésions cérébrales proprement dites, elles se ressemblent dans les deux cas, les phénomènes intellectuels sont d'ailleurs peu différents.

Dans les autres organes, on retrouve également de la congestion et de l'hyperémie ; on trouve la muqueuse de l'estomac injectée d'une teinte souvent rouge vif, plus prononcée qu'on ne la rencontre dans l'intoxication absinthique aiguë ; on y trouve aussi de petites taches ecchymotiques, quelquefois de petites hémorrhagies qui

(1) Annales d'hyg. publique et de méd. légale, t. LXIX, p. 290.

ont leur siége dans l'épaisseur ou au-dessous de la muqueuse stomacale. Leudet a décrit chez l'homme des ulcères et abcès sous-muqueux. On retrouve aussi chez l'animal de petites ulcérations recouvertes de caillots noirâtres (Magnan). D'autres fois encore, on ne trouve aucune lésion dans l'estomac, ni dans aucun point du tube digestif.

Cependant il n'est pas rare de rencontrer dans le duodénum et dans le commencement du jéjunum un peu de rougeur de la muqueuse, parfois des sugillations avec pointillé ecchymotique. Il est d'ailleurs fort possible que dans beaucoup de cas, lorsqu'il n'y a que de la rougeur des muqueuses gastriques et intestinales, avec de la turgescence de leurs vaisseaux, cet aspect ne soit dû qu'au travail de la digestion ; mais lorsqu'il y a des taches ecchymotiques dans l'épaisseur de ces membranes, le doute n'est plus permis.

Le cœur, surtout les cavités droites, sont souvent remplies d'un sang noir, assez épais, coagulé. On retrouve la même chose dans les grosses veines, surtout dans la veine porte. On peut noter aussi un peu de congestion du foie, de la rate et des reins. Le foie est surtout congestionné lorsqu'on a fait avaler à l'animal de fortes doses d'alcool, parce qu'il y est porté alors directement par la veine porte. Les poumons sont également le siége d'une congestion quelquefois très-intense, par exemple lorsque l'animal a été soumis aux inhalations de vapeurs d'alcool. Nous avons déjà cité le même fait, à propos des vapeurs d'absinthe.

Cette congestion pulmonaire peut aller jusqu'à l'hémorrhagie. On trouve alors des points disséminés d'apoplexie pulmonaire. Ce fait est encore plus fréquent chez l'homme.

Habituellement, les poumons ont une teinte rouge foncé, presque noire. A la pression, ils sont crépitants. Il s'en écoule une sérosité rougeâtre. Jetés dans l'eau, ils surnagent. On retrouve également l'alcool en nature dans les différents organes. On les distille, et si le liquide obtenu contient de l'alcool, celui-ci est reconnaissable à plusieurs caractères :

1° Le liquide obtenu brûlera avec une flamme bleuâtre peu éclairante, tout à fait semblable à celle de l'alcool vinique.

2° Si on ajoute à ce liquide une certaine quantité de la liqueur d'épreuve (acide sulfurique, 30 parties; bichromate de potasse, 1 partie), on obtient, s'il y a de l'alcool, une belle coloration d'un vert-émeraude.

3° L'odeur du liquide est aussi celle de l'alcool, et même on reconnaît parfaitement la variété d'alcool ou de liqueur absorbée, par exemple, le kirsch.

Tous les organes fournissent plus ou moins d'alcool ; cela varie avec la voie d'introduction ; ainsi, si celle-ci a été l'estomac, le foie contiendra plus d'alcool que les autres organes.

Magnus Huss, Lallemand, Perrin et Duroy ont signalé une autre lésion, caractérisée par la présence dans le sang d'une quantité de points brillants. Ce sont des parcelles de cholestérine ou de petites gouttelettes de graisse. On n'est pas fixé sur la cause de la présence de ces petits éléments. On note le même fait chez les animaux soumis à des inhalations anesthésiques (amylène, chloroforme, éther, etc.). Peut-être est-ce un phénomène de *dissolution?*

Lorsque les animaux meurent à la suite d'*intoxication alcoolique chronique*, on trouve des lésions beaucoup plus accusées et se rapprochant de celles qu'on trouve chez l'homme (voir *Gazette des hôpitaux*, juillet 1869, p. 323).

Ainsi la *muqueuse gastrique* présente un épaississement prononcé, elle est souvent comme ratatinée, raccornie; elle a une coloration tantôt brun-rouge, tantôt bleu-ardoise, surtout au niveau de la grande courbure ; elle est souvent *ulcérée*. Ces ulcérations sont à bords frangés, inégaux, de grandeur variable; on en trouve quelquefois de cicatrisées qui forment des plaques de formes variées, de couleur blanchâtre. Souvent toutes ces altérations sont voilées par la présence d'un mucus épais, grisâtre, très-gluant, d'aspect vitreux, parfois strié de sang.

Pour bien examiner la muqueuse, il faut faire disparaître ce mucus, au moyen d'un filet d'eau.

Dans l'épaisseur de la muqueuse on trouve des infiltrations sanguines en nappes ou en petits foyers. Les vaisseaux de la muqueuse gastrique, examinés au microscope, ont été trouvés bosselés, gorgés de sang et formant des mailles losangiques à bords tortueux (1).

Ces lésions rappellent tout à fait celles de la gastrite chronique, de la gastrite ulcérée des alcooliques, dans laquelle on retrouve des ulcères variables de profondeur, les uns en voie d'augmentation, les autres remplacés déjà par des cicatrices rayonnées, étoilées, adhérentes au tissu sous-jacent, qui s'est hypertrophié.

Le foie des animaux est aussi devenu graisseux, et présente une teinte jaunâtre, parsemée de points plus foncés au centre du lobule. Ceci correspond encore tout à fait à la stéatose du foie ou dépôt de graisse dans les cellules hépatiques.

La cirrhose n'a pas été constatée chez les animaux

(1) Gaz méd., janv. 1869, p. 63.

l'alcool, mais cependant du même ordre. Son action sur l'estomac serait plus énergique, plus irritante. A dose égale, les accidents qu'il produit sont beaucoup plus marqués et plus intenses que ceux que produit l'alcool vinique.

J'ai vu également à Sainte-Anne (bureau d'admission), en mai 1868, un chien auquel on avait donné 60 grammes d'alcool de grains, tomber de suite dans un sommeil comateux très-profond, qui se termina par la mort.

Pour terminer la première partie de ce travail, nous pouvons formuler les propositions suivantes sur l'action des diverses substances que nous avons étudiées :

1° L'*essence d'absinthe* produit chez les animaux des *attaques d'épilepsie* parfaitement caractérisées, avec phénomènes précurseurs et accompagnées souvent de troubles intellectuels très-remarquables.

2° L'*alcool vinique,* donné à haute dose, c'est-à-dire dans le but de déterminer une intoxication alcoolique aiguë, *ne produit jamais de convulsions,* mais un état particulier, caractérisé surtout par la révolution musculaire avec paraplégie, le coma avec anesthésie et abaissement considérable de la température.

3° L'*alcool amylique* produit des accidents analogues à ceux de l'alcool ordinaire, mais plus prononcés.

4° Les *esssences* d'anis, de menthe, de mélisse, de fenouil, etc., produisent un peu d'excitation générale des fonctions organiques, mais *jamais de convulsions.*

5° L'*alcool* et l'*essence d'absinthe*, administrés ensemble, additionnent leurs effets, qui se manifestent successivement pour chacune des deux substances, mais sans rien perdre de leurs caractères spéciaux.

Nous voyons donc que les accidents produits par l'action de l'alcool et celle de l'essence d'absinthe sur les animaux sont tout à fait différents. Dans la deuxième partie de cette étude, nous allons voir quel est leur rôle respectif dans la pathologie humaine, c'est-à-dire en quoi diffèrent les accidents qu'ils occasionnent chez les alcooliques et les buveurs d'absinthe.

DEUXIÈME PARTIE

Dans cette deuxième partie de notre travail, nous devons d'abord indiquer la composition de la liqueur dite d'absinthe, déterminer quelles sont les substances nuisibles ou dangereuses qui y sont contenues et quel rôle elles peuvent y jouer. Puis, après avoir rapporté les observations prises sur des individus qui avaient fait un usage immodéré de cette boisson, nous tâcherons de délimiter le plus possible ce qui, dans ces cas, appartient à l'alcoolisme et ce qui doit rentrer dans l'absinthisme.

Les propriétés de l'absinthe (grande absinthe, absinthe officinale, (*Artemisia*, *absinthium*) ont été connues de tout temps. Hippocrate, Galien, Linnæus l'employaient dans une foule de maladies : c'était une sorte de panacée universelle.

Elle a été rangée par les auteurs dans la classe des stomachiques, échauffants, anthelminthiques et fébrifuges. De Fourcroy (1) dit « que la propriété échauffante de l'absinthe est très-marquée ; elle est dangereuse pour les sujets maigres, secs, dont la fibre est tendue et dont *les nerfs sont mobiles.* » Plus loin, il ajoute : « L'odeur de l'absinthe porte à la tête, elle enivre, elle donne des *vertiges*, elle trouble la vue. »

Aujourd'hui les diverses préparations d'absinthe sont encore employées comme fébrifuges (fièvres intermittentes), comme emménagogues, anthelmintiques, sti-

(1) Encyclop. de méd. de Vicq d'Azyr, 1787, t. I, p. 81.

mulants, toniques, stomachiques. L'infusion, l'extrait et le vin d'absinthe sont prescrits journellement pour combattre l'atonie de l'appareil digestif et la dyspepsie flatulente qui en est la conséquence.

L'huile essentielle d'absinthe est employée aussi dans les potions ; comme elle est très-âcre, on ne doit pas dépasser la dose de 6 gouttes (Reveil). Il y a donc lieu de s'étonner de voir la dose de 3 à 10 grammes indiquée dans l'article *Absinthe* du *Dictionnaire de médecine et de chirurgie pratiques.*

Il faut espérer que personne ne suivra une aussi dangereuse indication.

C'est la connaissance très-répandue des propriétés stomachiques de l'absinthe qui a vulgarisé l'usage et amené l'abus excessif de la liqueur d'absinthe.

Nous verrons dans le paragraphe suivant de quoi cette liqueur est composée.

CHAPITRE PREMIER.

DE LA LIQUEUR D'ABSINTHE.

§ 1.— *Composition et fabrication.*

La liqueur d'absinthe est fabriquée de diverses manières : tantôt elle est préparée à froid, tantôt, au contraire, elle est préparée par distillation.

Au point de vue de sa composition, elle varie suivant les endroits et suivant les fabricants.

La liqueur dite absinthe suisse se préparait autrefois (Motet) (1) en faisant infuser et macérer dans de l'alcool

(1) Motet. Considérations générales sur l'alcoolisme et en particulier sur les effets de la liqueur d'absinthe ; thèse de Paris, 1859.

l'influence particulière de la liqueur d'absinthe. Nous en rapportons plus loin quelques exemples recueillis à Sainte-Anne, Bicêtre et ailleurs.

CHAPITRE II.

§ 1.— *Des accidents produits par l'abus de la liqueur d'absinthe et de l'alcool.*

A. *De l'alcoolisme.* — Afin de déterminer les caractères particuliers que l'on peut attribuer à l'absinthisme, il convient d'abord de donner un aperçu rapide des phénomènes observés dans l'alcoolisme aigu et chronique; nous n'insisterons que sur quelques points particuliers où l'influence de l'alcool et celle de l'absinthe peuvent être bien séparées.

L'alcoolisme produit des effets immédiats, rapides, passagers, qui constituent l'*intoxication alcoolique aiguë* (ivresse), et des effets éloignés, qui proviennent d'excès répétés, persistent lors même que l'individu a cessé de vivre, et peuvent retentir jusque sur ses descendants. Cette forme est l'*alcoolisme chronique* ou *intoxication alcoolique chronique.*

L'*intoxication aiguë* est caractérisée par l'ivresse, qui a plusieurs degrés. Au premier degré, il y a de l'excitation générale de toutes les fonctions; les facultés intellectuelles sont plus développées; mais bientôt, au deuxième degré, elles s'obscursissent, en même temps que l'on voit apparaître les troubles de la motilité, de la sensibilité, la perversion des sens, l'embarras de la parole, jusqu'à ce que l'individu arrive au dernier degré, c'est-à-dire tombe dans un état comateux profond, avec respiration lente et stertoreuse; anesthésie complète et résolution musculaire.

On note aussi souvent un abaissement de température considérable; nous avons chez les animaux quelquefois une différence de 3° ou 4°, même de 9°,5.

M. Magnan cite dans ses leçons cliniques l'observation d'une femme qui était entrée à la Pitié dans le service de M. Peter (l'observation en avait été communiquée par M. Duguet, chef de clinique de la Faculté).

Cette femme, à la suite de libations copieuses, avait été trouvée à six heures du matin froide et sans connaissance, étendue dans un fossé où elle avait passé la nuit, exposée à une pluie glaciale. Elle fut transportée à l'hôpital de la Pitié, où elle entra le 3 mars 1869, à dix heures du matin. Au moment de l'entrée, la température vaginale était de 26° ; on la réchauffa avec des alèses chaudes, des boissons stimulantes; à onze heures trente, la température vaginale était de 27°,9, on la voit s'élever progressivement, et à quatre heures, elle était de 36°,3. Le surlendemain, la femme sortait guérie (1).

On verra encore un exemple d'abaissement brusque de température pendant l'ivresse dans le fait suivant qui m'a été communiqué par mon ami le Dr Bourneville, ancien interne des hôpitaux.

Le nommé C..., 68 ans, est amené le 29 mai 1871 à la Pitié. Etat d'ivresse assez accentué; non comateux. La température rectale était de 36°,4. Le lendemain matin, troubles gastriques, un peu de fièvre, la température est à 38°,2, le soir, idem, et les jours suivants à la température normale de 37°,4. Il y a donc un abaissement pendant l'ivresse, puis réaction fébrile et retour à l'état normal.

Cet état comateux peut se terminer par la mort, qui peut même être foudroyante. Dans le cas contraire, au sortir de ce sommeil, le malade est guéri ou bien il a des troubles gastriques d'une durée plus ou moins longue. Il arrive souvent que certaines maladies se déclarent à ce moment-là (pneumonies, gastrite ulcéreuse, hépatite, etc., quelquefois des troubles psychiques).

(1) Gaz. des hôp., 17 juillet 1869, p. 322.

un mémoire analysé dans la *Gazette médicale de Strasbourg* (1).

M. Benoît a observé plusieurs alcooliques épileptiques, il considère l'épilepsie alcoolique comme un état auquel doivent arriver beaucoup d'alcooliques à la suite d'accès répétés de delirium tremens, accompagnés de tremblement, de faiblesse des jambes. De l'épilepsie ils tomberaient dans l'idiotisme et la paralysie générale (ce qui est vrai dans beaucoup de cas).

Quant à l'épilepsie alcoolique, M. Benoît commence par admettre qu'elle ne *diffère* pas comme manifestations extérieures de l'épilepsie ordinaire. Il formule en outre les propositions suivantes : « Les convulsions des alcoolisés sont *périodiques* comme celles de l'épilepsie ordinaire, elles peuvent devenir *incurables* et se transmettre par *hérédité*. »

Pour M. Benoît, ces convulsions sont de l'*épilepsie alcoolique héréditaire*.

Voici les traits saillants des observations rapportées par M. Benoît.

Observation I.

J.-B. M... a des accès de delirium tremens depuis quelques années ; il boit continuellement. Le 1er janvier 1860, il a un violent accès de délire suivi d'une attaque convulsive présentant absolument le caractère d'une attaque d'épilepsie. Le soir, il a deux nouvelles attaques d'épilepsie.

Observation II.

X..., garde forestier, grand buveur d'eau-de-vie, a eu plusieurs accès de delirium tremens. Depuis cinq ans, il a des attaques d'épilepsie qui reviennent toutes les huit ou dix semaines. C'est au bout de cinq ans seulement que M. Benoît fut appelé pour un accès. Il apprit alors depuis quelle époque le malade avait des attaques. Elles ont continué dès

(1) Gazette médicale de Strasbourg, mai 1865.

lors pendant douze ans, c'est-à-dire jusqu'en 1865, bien que cet individu bût beaucoup moins.

Observation III.

Joseph M..., tonnelier, 32 ans, grand buveur d'eau-de-vie, avait eu deux fois des accès épileptiques. En 1856, nouvelles attaques. Dès lors, attaques très-fréquentes et très-persistantes, cependant le malade ne boit presque plus.

Observation IV.

Alexis Z..., 40 ans, excès alcooliques, depuis quinze ans accès de delirium tremens. Depuis, intervalle de calme, dû à ce que sa famille l'empêche de boire. Il recommence à boire, et un jour il a une attaque pendant laquelle il se blesse au front. M. Benoît fut appelé ; il apprit que depuis cinq mois le malade avait eu deux attaques. Depuis lors, elles ont persisté pendant trois ans ; elles devinrent très-fortes. Le malade mourut pendant la période de coma qui suivit un accès très-violent.

Pour démontrer l'hérédité, M. Benoît cite deux faits : le premier est celui d'un homme épileptique depuis l'âge de 2 ans, dont le père, grand ivrogne, était mort épileptique.

Le second fait est relatif à un homme qui mourut épileptique et alcoolique. Son fils était épileptique depuis sa naissance (il a maintenant 40 ans).

On ne conteste pas que l'alcoolisme sans attaques ne puisse amener l'idiotisme, la surdi-mutité, l'hystérie, l'épilepsie, les diverses affections mentales chez les descendants, ce qui tient aux modifications constitutionnelles du père provoquées par l'abus des boissons alcooliques, mais non à une transmission de l'intoxication.

Cette épilepsie peut-elle cesser avec l'âge? Cela arrive quelquefois dans l'épilepsie ordinaire ; nous avons vu à Bicêtre des épileptiques qui depuis plusieurs années voyaient leurs accès devenir de plus en plus rares pour cesser tout à fait, bien qu'ils eussent eu, dès leur en-